DES

ABCÈS DU SINUS MAXILLAIRE

PAR

R. DE MADEC

DOCTEUR EN MÉDECINE DE LA FACULTÉ DE PARIS

Chevalier de la Légion d'honneur

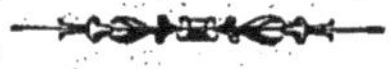

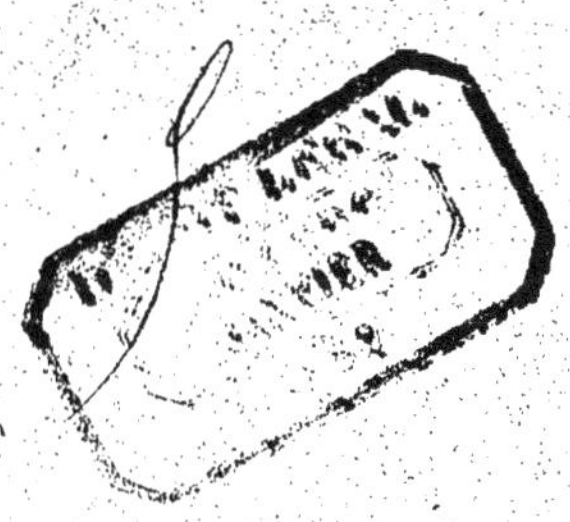

PARIS

ALPHONSE DERENNE

52, Boulevard Saint-Michel, 52

1881

DES

ABCÈS DU SINUS MAXILLAIRE

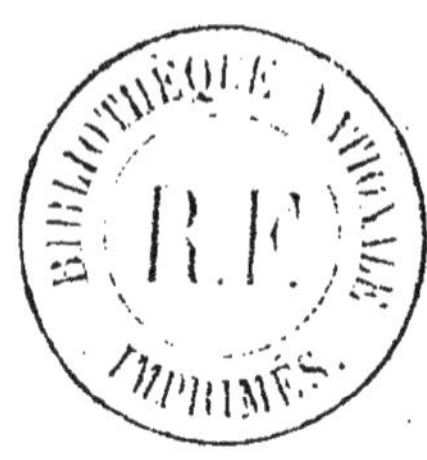

PAR

R. DE MADEC

DOCTEUR EN MÉDECINE DE LA FACULTÉ DE PARIS

Chevalier de la Légion d'honneur

PARIS

ALPHONSE DERENNE

52, Boulevard Saint-Michel, 52

1881

A MES PREMIERS MAITRES

MM. LES PROFESSEURS

DE L'ÉCOLE DE MÉDECINE NAVALE DE BREST

A M. LE PROFESSEUR RICHET

Chirurgien des hôpitaux
Membre de l'Académie de médecine
Commandeur de la légion d'honneur

Qui a bien voulu accepter la présidence de cette thèse.

A MON MAITRE

M. LE Dr ALPHONSE GUÉRIN

Chirurgien de l'Hôtel-Dieu
Membre de l'Académie de Médecine
Commandeur de la légion d'honneur.

A M. LE BARON DE LAREINTY

Sénateur
Officier de la légion d'honneur

Témoignages de reconnaissance.

DES

ABCÈS DU SINUS MAXILLAIRE

HISTORIQUE.

La question des abcès du sinus maxillaire est loin d'être nouvelle. Highmore en 1651 avait attiré l'attention sur cette cavité découverte avant lui, mais dont il a le premier donné une description, sinon absolument exacte, comme cela résulte de l'examen des planches dont il l'a accompagnée dans son ouvrage, au moins beaucoup plus précise et plus détaillée que toutes celles qui l'avaient précédée. A peine avait-il fait cette découverte à nouveau qu'immédiatement les pathologistes avaient cherché à élucider l'histoire des maladies dont cette importante cavité peut être le siège. Aussi dès le dernier siècle, nous voyons Meibomius (1718), Cooper (1721), Runge (fils) (1750), et surtout Jourdain (1761 à 1778) et Hunter (1771), aborder cette question dans de nombreux et importants travaux qui ont eu surtout pour but le traitement des abcès du sinus et où parmi des propositions rejetées après de longues discussions, on en retrouve qui ont été définitivement adoptées, et que les travaux ultérieurs n'ont fait que confirmer.

Telle fut parmi les premières celle du cathétérisme du sinus, proposé par Jourdain, condamné en termes très vifs par l'Académie royale de Chirurgie et qui devait plus tard, sinon trouver des défenseurs, au moins des juges beaucoup plus indulgents dans les auteurs du Compendium de chirurgie pratique (tome III, p. 109).

A une époque beaucoup plus rapprochée de nous (Lassus 1805) et Bérard dans le *Dictionnaire en 30 volumes* (2e édition, tome XXVIII, p. 351), les auteurs du Compendium (tome III, p. 108), Vidal de Cassis (tome III, p. 642), Boyer (tome V, p. 109) consacrèrent aux abcès du sinus maxillaire de très intéressants articles où l'on trouve déjà longuement exposés la plupart des points de cette importante question.

Les thèses de Dutil, Descamps (1804), Leclerc (1849), Lombard (1836), renferment quelques observations se rapportant à ce sujet. Mais dans tous ces travaux, aussi bien que dans les thèses de Sardaillon (1844), de Giraldès, (1851), les maladies du sinus maxillaire sont traitées dans leur ensemble; les abcès du sinus n'y entrent que pour un chapitre et il faut arriver à l'intéressante thèse de M. Bousquet (1876), pour trouver ce sujet traité spécialement et tout au long.

L'article de M. Guyon dans le Dictionnaire encyclopédique avait précédé cette thèse qui fut bientôt suivie de l'article de M. Poinsot dans le *Dictionnaire de chirurgie et de médecine pratiques*. Nous ne voudrions pas terminer cet historique sans citer les noms de Broca et de M. Magitot qui dans de nombreuses publications, ont aidé à élucider beaucoup de points obscurs dans la pathogénie des kystes et des abcès du sinus maxillaire (Thèse de Trémoureux 1880).

Ajoutons à cela que dans tous les ouvrages classiques de pathologie externe (Nélaton), (Follin et Duplay), (Jamain et Terrier), on trouve un article spécial consacré à ce sujet. Telles sont les sources nombreuses et très importantes auxquelles nous avons puisé les éléments de ce travail que nous n'aurions pas osé entreprendre, tellement la question nous paraissait étudiée et bien connue, depuis près de deux siècles, que l'attention des chirurgiens a été attirée sur elle, si cette année même dans deux leçons cliniques très intéressantes et auxquelles nous recourrons souvent dans la rédaction de cette thèse, M. le professeur Richet n'avait de nouveau insisté sur ce sujet à l'occasion de trois malades que nous avons vus dans son service où un heureux hasard les avait réunis en même temps et dont les observations que nous devons à l'obligeance de notre ami, M. Bertheux, interne des Hôpitaux, se retrouvent à la fin de notre travail. Dans ses leçons cliniques, M. le professeur Richet a discuté longuement la pathogénie et le traitement de cette affection, son diagnostic souvent possible d'avec l'hydropisie du sinus et est entré à ce propos dans des considérations pratiques qu'il nous a semblé intéressant de reproduire dans cette thèse inaugurale. C'est avec ces trois observations nouvelles, plus quelques unes empruntées à différents journaux français et anglais et aussi à l'ouvrage de Spencer Watson (*Diseases of the nose and accessory cavities* London 1875), auquel nous ferons de larges emprunts, que nous entreprenons ce travail, trop heureux si nous pouvions espérer que les quelques documents nouveaux que nous apportons ici pourraient, même pour une très minime part, contribuer à éclaircir les points encore obscurs dans la question très pratique des abcès du sinus maxillaire.

ANATOMIE

Notre intention n'est pas de reproduire ici la description complète des sinus maxillaires. Nous ne saurions rien dire de mieux que nos ouvrages classiques d'anatomie où on la trouve si minutieusement et si exactement faite. Nous nous bornerons à rappeler quelques particularités anatomiques, qui aideront à comprendre divers points de la pathogénie, de la symptomatologie, de la marche et du traitement des abcès du sinus.

Le sinus maxillaire a la forme d'une pyramide triangulaire. Qu'on place la base de cette pyramide à la paroi orbitaire (Richet, Tillaux), ou à la paroi nasale (Sappey, Cruveilhier), cela n'a pas d'importance. Ce qui nous intéresse beaucoup plus, ce sont les rapports des faces et des bords de cette pyramide avec les organes et les cavités du voisinage.

Au fond du sillon labio-gingival supérieur, la paroi antérieure n'est recouverte que d'une très petite couche de parties molles, aussi est-il facile, par cette voie, sans grand traumatisme, de pénétrer dans la cavité du sinus, surtout si l'on veut bien considérer la minceur de la partie osseuse au niveau de la fosse canine. Les chirurgiens n'ont pas négligé ce rapport dans le choix du point d'élection pour la trépanation du sinus ; aussi voyons-nous Desault proposer la fosse canine, et Lamorier, le point au-dessous de l'apophyse malaire.

Nous ne voulons rien noter de la paroi postérieure, si ce n'est son extrême ténuité qui, pour M. Richet, est encore plus grande que celle des autres parois, ce qui explique l'ouverture possible d'un abcès dans cette direction et les désordres consécutifs du côté de la base du crâne et des enveloppes du cerveau.

La paroi interne, très mince aussi, est importante à étudier, à cause des orifices qu'elle présente et par lesquels la cavité du sinus communique avec celle des fosses nasales. De ces deux orifices, l'antérieur seul, bien décrit par M. Gosselin, présente une grande importance. « Cet orifice est loin d'offrir sur le vivant le même aspect que sur le squelette. Il a la forme d'une fente allongée qui, vue du côté du sinus, paraît circulaire. Il répond dans l'infundibulum à la partie supérieure et interne de cette cavité et se trouve, par conséquent, dans des conditions très défavorables pour évacuer au dehors le liquide qui pourrait s'accumuler dans le sinus » (Cruveilhier, tome II, page 583). Il s'ouvre dans le sinus immédiatement au-dessous du plancher de l'orbite ; son diamètre est de trois millimètres en moyenne (Sappey, tome III, page 652). On comprend dès lors que l'inflammation en boursoufflant la muqueuse qui tapisse les bords de cet étroit orifice puisse facilement en amener l'oblitération, comme cela semble être arrivé dans beaucoup des observations publiées d'abcès du sinus.

Quant au deuxième orifice, postérieur à celui que nous venons de décrire et situé vers la partie moyenne du méat moyen, on ne le trouve pas plus d'une fois sur dix (Giraldès).

La muqueuse nasale passe sur cet orifice et le recouvre

dans la grande majorité des cas. Aussi admet-on assez généralement que l'existence de cet orifice est pathologique, qu'il se produirait par usure des os et par amincissement progressif de la muqueuse qui normalement le recouvre. L'existence d'un orifice naturel à la paroi interne du sinus avait semblé à quelques chirurgiens une voie toute tracée pour l'évacuation des collections liquides qui s'y font.

Nous verrons au chapitre traitement, ce qu'il faut penser de la possibilité de ce cathétérisme et même de la valeur de ce mode de faire, au cas où le cathétérisme serait reconnu possible.

Pour la paroi supérieure elle a des rapports non moins importants ; elle n'établit entre la cavité du sinus et celle de l'orbite qu'une bien faible barrière que les collections purulentes de l'une et de l'autre de ces cavités peuvent facilement arriver à détruire. L'inflammation se propage également avec une grande facilité, de la muqueuse du sinus au périoste de l'orbite, qui d'ailleurs pourraient bien avoir des connexions vasculaires à travers la cloison osseuse qui les sépare ; de là, possibilité de phlegmons de l'orbite dans le cours d'un abcès du sinus, de compression par les exsudats inflammatoires des nerfs moteurs de l'œil et du nerf optique, ce qui expliquerait divers troubles de la vision dont nous donnerons des exemples dans ce travail.

Des bords du sinus, l'inférieur qui répond à l'arcade dentaire est le seul qui nous arrêtera un instant. Nous voulons rappeler, en effet, les rapports intimes qu'affectent certaines dents à l'intérieur de leurs alvéoles avec la cavité highmorienne. M. Richet fait remarquer que toutes les molaires répondent au sinus dont elles ne sont séparées que par une très mince cloison qui même dans quelques cas, pour quelques-unes d'entre elles, serait absolument nulle, si bien que le périoste alvéolaire se trouverait directement adossé à la muqueuse du sinus. D'où l'explication possible de l'ouverture de cette cavité par l'ablation d'une de ces dents, quand le périoste alvéo-dentaire, adhérant par inflammation aux racines, se trouve arraché avec elles. Seul, Cruveilhier donne le rapport de la racine de la canine comme la plus intime avec la cavité du sinus. « Dans certains cas même, le plancher du sinus se prolonge en rigole entre les racines externes et internes de la dent (molaire) et se trouve compris dans leur écartement » (Guyon, *Dict. Encyclop.* p. 389).

Voici d'ailleurs comment M. Trémoureux (thèse précitée), qui pour les besoins de la thèse qu'il soutenait a été amené à fixer d'une façon très précise ces rapports, a résumé les résultats de ses recherches. « Quelques auteurs ont dit et écrit que le fond de l'alvéole de la canine était le point le plus rapproché de la cavité du sinus; c'est là une erreur que nous sommes heureux de relever. Qu'on fasse en effet quelques coupes sur le maxillaire supérieur et l'on se convaincra facilement qu'il n'en est rien; assez souvent même, une épaisseur notable sépare la cavité highmorienne du fond de cette alvéole. En réalité il n'y a que quatre dents qui se trouvent en rapport immédiat avec l'antre d'Highmore : la deuxième petite molaire et les trois grosses; et le point de ces dernières qui est le plus rapproché du sinus est le sommet des racines de la première grosse et plus particulièrement sa racine antérieure et externe. Voilà une indication des plus précises. » Les développements dans lesquels nous allons entrer plus loin, montreront pourquoi nous avons autant insisté sur ces rapports.

Il nous paraît encore intéressant de rappeler dans ce petit aperçu anatomique, les rapports intimes qu'affectent avec les parois du sinus, certains filets nerveux.

D'abord à la paroi supérieure, c'est le nerf sous-orbitaire, en rapport plus intime avec la cavité de l'orbite qu'avec celle du sinus et qui se trouve fatalement intéressé dans la plupart des lésions de cette paroi.

Ce nerf, un peu avant de s'épanouir à la joue, donne les petits filets dentaires antérieurs pour les deux incisives et la canine.

Dans la paroi postérieure sont logés les filets dentaires postérieurs, branches du nerf maxillaire supérieur.

Tous ces filets nerveux sont parfois contenus dans de véritables étuis osseux, mais il n'est pas rare qu'à la surface interne du sinus, ils n'occupent qu'un sillon et que dès lors, par leur autre face, ils se trouvent en rapport immédiat avec la muqueuse de cette cavité. Il est donc facile de comprendre que toute inflammation de cette dernière atteindra presque nécessairement ces filets nerveux, d'où un retentissement douloureux dans la sphère de distribution de ces nerfs et surtout dans les dents, à la joue et aussi l'explication de troubles oculaires qui peuvent parfois accompagner l'inflammation du sinus, si on veut attribuer ces accidents à des phénomènes réflexes consécutifs à l'irritation des fibres terminales de la cinquième paire (Guyon, ouvrage précité, p. 395).

Nous ne dirons rien de la muqueuse du sinus, qui est l'émanation directe de celle des fosses nasales et dans laquelle on retrouve la plupart des particularités de structure de cette dernière. Une telle analogie de structure devait entraîner une fréquente coïncidence dans leur inflammation, aussi verra-t-on des coryzas répétés donner lieu à l'inflammation et consécutivement à des abcès du sinus.

ÉTIOLOGIE ET PATHOGÉNIE

Avec M. Guyon (art. précité, Dict. Encyclop.), nous définirons les abcès du sinus : « Toute collection purulente siégeant dans sa cavité, soit qu'elle y ait pris naissance, soit qu'elle l'ait consécutivement envahie. » Cette définition n'est pas à l'abri de tout reproche ; on a cherché à lui en substituer plusieurs autres d'une grande exactitude au point de vue anatomo-pathologique, mais celle-là suffit au point de vue clinique ; c'est sans doute pour cela qu'elle a prévalu et c'est aussi la raison pour laquelle nous l'adoptons.

Ainsi entendus, les abcès du sinus reconnaissent des causes nombreuses et très diverses. Les unes sont *générales* et les autres *locales* et parmi ces dernières, les unes agissent directement sur la cavité du sinus ; ce sont les *causes directes* ; les autres consistent en lésions des parties voisines n'intéressant que consécutivement la cavité du sinus : ce sont les *causes indirectes*.

A. — *Causes générales.*

Ici, nous rangeons les abcès tenant à une fièvre éruptive : rougeole, *variole surtout*. Jourdain en a cité des cas et si on ne trouve pas de nouveaux exemples signalés dans les auteurs qui ont suivi, il faut dire aussi, que bien rarement dans les autopsies on a dû les rechercher et que pendant la vie, ils ont pu passer inaperçus, n'étant que des phénomènes secondaires au milieu des graves désordres occasionnés par la maladie dans le cours de laquelle ils paraissaient. Il nous semble possible qu'on pût aussi en trouver dans la convalescence de la fièvre typhoïde, pendant une infection purulente ; toutefois, nous n'en connaissons pas d'exemples publiés.

Les abcès de la morve sont plutôt consécutifs aux lésions inflammatoires et ulcéreuses de la pituitaire, propagées à la muqueuse du sinus, c'est pourquoi nous les renvoyons plus loin au chapitre des causes locales. La scrofule, la diathèse furonculeuse, sont les formes les plus communes de débilité constitutionnelle, dans lesquelles on peut rencontrer l'inflammation suppurée du sinus, qui aurait aussi parfois été provoquée : « Par la métastase d'un vice dartreux » (Jourdain).

Voici comment nous comprenons le mode d'action de ces dernières causes : une cause locale, telle qu'un traumatisme léger, qui, chez un sujet sain, n'aurait produit qu'une simple inflammation ou même aucun désordre, amène chez un individu prédisposé, une inflammation intense, suivie de la production rapide et abondante de pus.

B. — *Causes locales.*

1° *Directes.* — Au nombre des premières, nous rangeons la présence d'un corps étranger dans le sinus, que ce corps soit organique ou inorganique ; qu'il y soit développé primitivement, ou qu'il soit venu du dehors.

Dans un cas de Spencer Watson, l'abcès était dû à un

polype du sinus, et dans la *Revue médicale d'Édimbourg* (octobre 1867) on cite un cas de Démarquay, où la suppuration avait été provoquée par un exostose de cette cavité.

Des parcelles alimentaires, pénétrant par l'alvéole d'une dent enlevée, ont pu être incriminées (Duplay). Louis rapporte dans ses mémoires (tome IV, p. 380) le cas d'un ecclésiastique, qui avait à la joue une ouverture fistuleuse, par laquelle se faisait un écoulement de mauvaise odeur et qui était dû à la présence dans le sinus, d'une mèche de charpie qui avait été introduite par l'alvéole d'une dent cariée. On trouve un cas absolument semblable, observé par M. Lawrence (*in Holmes System of Surgery*).

Mais c'est surtout à la suite de coups de feu, qu'on a vu des corps étrangers : esquilles osseuses, projectiles, pièces diverses d'un fusil éclaté, provoquer la suppuration du sinus. Dans un cas de Béclard, c'était le bout ferré d'un parapluie ; dans un autre de Bordenave (*Mém. de l'Acad. royale de chirurgie* (t. V, p. 255), c'était un clou provenant d'un fusil.

Toutefois, il faut dire que la présence de ces corps étrangers ne donne pas toujours lieu à la formation d'un abcès. Dans un cas rapporté par le Dr Fraser (*Edimburg medical journal*, septembre 1856), une pièce de métal, du poids de quatre onces, provenant de la culasse d'un fusil éclaté, est restée pendant huit ans incluse dans le sinus, sans y occasionner de troubles sérieux, si bien que plusieurs médecins qui avaient examiné le malade, ne l'avaient pas soupçonnée.

M. Poulet (*Traité des corps étrangers en chirurgie,*

1879), rapporte des observations en ce genre, aussi intéressantes. « Il faut admettre là, une idiosyncrasie particulière de chaque sujet, car à cet égard on observe de grandes différences entre les divers sujets ; les uns ayant une sensibilité qui s'éveille au moindre contact, tandis que chez les autres, elle est plus ou moins émoussée. » (Weis Th. agrég. 1880, *de la tolérance des tissus pour les corps étrangers*).

Une dent déviée de sa position normale a pu être l'origine d'un abcès du sinus, en agissant sur la muqueuse comme corps étranger. On en a trouvé dans la gouttière inférieure du sinus, où elles étaient libres, dans le plancher de l'orbite (Dubois). D'autres fois, la dent avait été précipitée dans le sinus, pendant l'avulsion maladroitement pratiquée. On a vu un abcès succéder à une simple contusion de la joue. L'inflammation dans ce cas est-elle primitive ou est-elle due à l'irritation de la muqueuse, provoquée par le contact d'un épanchement sanguin ? Nous ne saurions le dire : Spencer Watson (ouvrage précité, p. 157), rapporte trois cas chez des nouveau-nés, où l'abcès paraît avoir été provoqué par la simple compression de la joue pendant un accouchement laborieux.

Notons encore avec M. Guyon, que les abcès du sinus ont dû être provoqués autrefois par des manœuvres intempestives : injections émollientes ou détersives, cathétérismes pratiqués dans le but de combattre l'inflammation du sinus, (Jourdain, Bordenave), et peut-être faudrait-il voir dans cette manière de faire, depuis longtemps à bon droit abandonnée, la cause de la rareté des abcès du sinus à notre époque.

Enfin, parmi les causes agissant directement sur la muqueuse du sinus, citons la présence de larves vivantes, dont M. Bousquet, dans sa thèse, donne deux intéressantes observations empruntées l'une aux Archives générales de médecine et l'autre à Bordenave, et qu'on peut rapprocher des observations de larves, dans le sinus frontal, publiées par M. Ch. Coquerel (*arch. générales de médecine*, mai 1858 t. 58, p. 513).

2° *Indirectes.* — La lésion primitive siège sur une des parois du sinus. Au premier rang nous pourrons placer le bord alvéolaire, c'est en effet très souvent à la suite de périostite alvéolo-dentaire que survient cette affection. M. Bousquet dit : que quarante fois sur cinquante, l'abcès est dû à cette cause.

Cette proportion ne nous paraît pas exagérée, si nous nous en rapportons à nos propres observations et elle serait plutôt au-dessous de la vérité. Boyer avait déjà bien compris l'importance de cette particularité étiologique. Ces abcès sont plus souvent produits, dit-il, par la carie des dents qui altère les alvéoles et par les abcès des gencives ou parulis (Boyer, maladies chirurg., t. V, p. 109). M. Magitot a de nouveau repris ce point d'étiologie et a surtout beaucoup insisté sur la pathogénie de ces abcès. « Supposez que pour une cause inflammatoire quelconque, le périoste se soulève sur une certaine étendue et se sépare de la surface du cément sous-jacent, une collection d'abord très faible de liquide, se trouvera accumulée au-dessous de la membrane et sécrétée par sa face profonde ; si cette collection liquide ne peut trouver issue au dehors, et pour cela il suffit que le canal dentaire soit oblitéré, trouvant la cavité highmorienne entièrement libre, elle se développera dans son intérieur (thèse Trémoureux, p. 23). » Ce liquide ne sera pas toujours du pus, il pourra être séreux, séro-purulent primitivement et ensuite, sous l'influence d'un traumatisme, d'une inflammation plus vive, devenir véritablement purulent.

On s'explique maintenant très facilement, comment l'oblitération intempestive d'une dent cariée, par le centre de laquelle se produisait un suintement purulent ou séro-purulent, a pu devenir cause de la formation d'un abcès du sinus.

Quelquefois, la dent cariée provoque une inflammation de voisinage dans le bord alvéolaire, d'où sa carie, sa nécrose et consécutivement, inflammation et suppuration du sinus. Dans une observation (thèse de M. Bousquet), communiquée par M. Desprès, l'abcès paraissait dû à de petits polypes développés à l'extrémité des racines de la dernière grosse molaire supérieure droite. Boyer avait déjà fait la même remarque et parle d'abcès dus à un tubercule appendu à la racine des dents qui correspondent au sinus.

L'abcès d'origine dentaire se développera naturellement avec d'autant plus de facilité que les dents cariées seront séparées de la cavité du sinus par une plus mince cloison (deux premières grosses molaires) et encore bien mieux si cette cloison n'existe pas du tout et si les racines des dents pénètrent directement sous la muqueuse du sinus.

Les abcès sont fréquents à la suite de coryzas répétés, quand surtout ces derniers ont pris une certaine intensité. Nous rapprocherons de ces cas ceux qu'on a observés dans le cours de la morve où on trouve : « dans le sinus, dont la membrane est épaissie, opaque, une sorte de gelée visqueuse (*Dict. de méd. et chirurg. pratiques*, t. XXIII, p. 163). On a vu ces abcès survenir à la suite d'ablation de polypes des fosses nasales, dans des cas où un de ces polypes, sinon oblitérait, au moins rétrécissait l'orifice de communication du sinus avec le nez. Y a-t-il simple inflammation de voisinage, où faut-il ici, pour expliquer la production de l'abcès, invoquer un mécanisme analogue à celui de l'inflammation de la vessie dans les rétrécissements de l'urèthre, du sac lacrymal, dans le rétrécissement des voies lacrymales? Nous nous bornerons à poser cette question, pour la solution de laquelle nous ne saurions apporter aucun argument de grande valeur.

Un abcès des parties molles de la joue a pu se faire jour dans la cavité du sinus à travers sa paroi antérieure (fait de Jourdain) ; Mackensie a de même signalé un abcès du sinus, survenu à la suite d'une fistule lacrymale. Enfin dans une observation de Saint-Yves, le pus qui s'était primitivement collecté dans l'orbite, a fini par passer dans le sinus à travers la paroi supérieure perforée. Dans une autre observation que nous relatons également (Spencer Watson, p. 163), l'abcès paraît avoir eu la même étiologie.

En résumé, donc, après les lésions du système dentaire, la carie et la nécrose d'une des quatre parois du sinus maxillaire, qu'elles soient dues à la syphilis, à la scrofule ou au traumatisme, paraissent les causes les plus ordinaires des abcès.

ANATOMIE PATHOLOGIQUE

Les abcès du sinus n'entraînant pas la mort, dans la grande majorité des cas, on n'a donc eu que de très rares occasions de pratiquer l'examen cadavérique chez des sujets atteints de cette affection. Nous trouverons cependant trois ou quatre relations d'autopsie dans les divers auteurs. C'est en nous aidant de ces renseignements et de ce que nous avons vu sur le vivant, que nous étudierons les lésions anatomiques, le plus souvent rencontrées.

Nous nous occuperons :

De l'état du pus.

De l'état des parois du sinus.

De l'état des parties environnantes.

1° *Le pus.* — Le pus est d'ordinaire plus abondant que ne le ferait supposer la cavité du sinus dont le volume peut être évalué chez l'adulte à 8 ou 10 centimètres cubes. Ce fait s'explique facilement par la distension que subit cette cavité qui peut de la sorte atteindre le double ou le triple de son volume normal.

Ce pus est souvent épais, mais ne ressemble pas au pus crémeux de bonne nature. Il est blanc grisâtre ou parfois sanguinolent, couleur chocolat. Il a presque toujours une odeur très fétide qu'il doit à son contact avec l'air, dans quelques cas, au mélange de détritus gangréneux, à la décomposition de parcelles alimentaires. Dans d'autres, il est irritant et corrosif. Dans les cas de fistules à la joue, le pus qui s'écoule incessamment amène vite l'irritation et même l'excoriation des parties qu'il touche.

2° *Parois du sinus.* — Les parois du sinus sont le plus souvent amincies, distendues. Dans des cas rares, on les a trouvées épaissies : il en était ainsi dans une de nos observations. C'est le bord alvéolaire qui paraît le plus souvent avoir été le siège de cet épaississement, ce qui arrive surtout quand il est complètement dépourvu de dents, pour la perte desquelles il a dû sans doute subir des poussées inflammatoires répétées et intermittentes.

A un certain degré de distension les parois se rompent. Il n'y en a ordinairement qu'une seule, rarement deux à céder ; on les a vues cependant parfois, céder toutes ensembles.

Dans notre observation III, les parois antérieure et palatine avaient en partie disparu. L'ouverture est de grandeur variable, son pourtour est généralement net et tranchant, rarement il s'y forme des stalactites osseuses qui le font paraître plus épais et irrégulier. Cet orifice est dû, soit à la nécrose d'une lamelle de la paroi osseuse, soit encore à une nécrose moléculaire, espèce d'usure progressive due aux chocs constants des petits battements dont la collection purulente est le siège et qui lui sont transmis par les petits vaisseaux de voisinage. Dans d'autres cas enfin, la paroi paraît céder par éclatement, sous l'influence d'une distension excessive : le pus reste contenu dans une enveloppe épaisse, espèce de membrane pyogénique, d'apparence et de consistance fibreuses et qui n'est peut-être que les deux périostes de la paroi osseuse, adossés et épaissis. Qu'on pratique une ouverture sur ce point fluctuant, ou que cette ouverture se fasse spontanément, il reste ordinairement des fistules à la suite, qui donnent issue au pus pendant un temps plus ou moins long et qui peuvent être l'origine de troubles divers à la voûte palatine, sur le bord alvéolaire. Elles peuvent parfois gêner la mastication et il faut y remédier au moyen d'obturateur ; à la joue, elles peuvent amener des cicatrices vicieuses, adhérentes, qui ont pu parfois occasionner l'ectropion de la paupière inférieure.

L'oblitération de l'orifice nasal, quand elle a lieu et qu'elle n'est pas due à une tumeur solide : polypes, exostoses, peut tenir à du mucus épaissi, ou plus souvent au boursoufflement de la muqueuse tuméfiée qui borde l'orifice et qui est recouverte de fausses membranes.

3° *Parties environnantes.* — Du côté des parties environnantes, nous ne noterons que les lésions qui peuvent être observées dans la cavité orbitaire : phlegmons de l'orbite, phlegmons de l'œil, inflammation ou compression du nerf optique, des nerfs moteurs de l'œil et surtout du moteur oculaire externe, fait intéressant qu'il est difficile d'expliquer. Du côté de la cavité crânienne, on a trouvé de l'hyperostose des os du crâne, de la méningite, de l'encéphalite et même un abcès d'un lobe du cerveau (cas de Foucher, *Gaz. des hôp.* 1856, p. 354).

SYMPTOMES ET MARCHE

Les abcès du sinus donnent lieu à d'assez nombreux symptômes, que nous diviserons en fonctionnels et physiques.

1° *Fonctionnels.* — La douleur est le seul symptôme fonctionnel qui ait une réelle importance. Elle s'étend à la joue entière, dans laquelle le malade éprouve une sensation de plénitude, de tension. Cette douleur est parfois très vive et rappelle celle des abcès qui se forment dans le tissu osseux, sans toutefois atteindre son intensité. Elle offre de fréquentes irradiations en divers sens : dans l'orbite où l'œil peut être injecté, larmoyant, dans les dents qui sont sensibles à la pression, et parfois comme allongées. Tantôt continue, elle revient d'autres fois par accès, de façon à simuler une névralgie dentaire, une névralgie sous-orbitaire (Ch. de Bousquet, obs. XII). On l'a même vue s'irradier dans le front, le cuir chevelu, de façon à faire croire à une névralgie trifaciale ; toutefois elle n'est pas constante. Dans un cas cité par Trousseau (Clinique de l'Hôtel-Dieu, t. 1er p. 624), elle manquait complètement. Spencer Watson a rapporté plusieurs exemples analogues.

2° *Physiques.* — Les symptômes physiques sont beaucoup plus importants à cause de leur nombre et de leur constance ; nous les étudierons dans deux chapitres différents.

a. Le pus est confiné dans la cavité du sinus, sans issue

au dehors. — La tuméfaction de la joue du côté malade est alors le premier symptôme qu'on constate. Elle donne lieu à de l'asymétrie de la face, elle peut porter sur toutes les parois à la fois, sur une ou plusieurs seulement. Du côté de l'orbite, elle donne lieu parfois à de l'exophthalmie en haut et en dehors. L'envahissement de cette paroi est annoncé dans quelques cas par de l'hyperesthésie de la peau de la joue et plus tard par son anesthésie, phénomènes qui répondent aux différentes phases des lésions que subit le nerf sous-orbitaire, compression et inflammation d'abord, et finalement, destruction.

Du côté du nez, on trouve un rétrécissement de la fosse nasale et consécutivement une certaine gêne de la respiration. Dans quelques observations on a noté la sécheresse de la narine correspondant à l'abcès.

La voûte palatine peut être déformée unilatéralement, plane, ou convexe en bas. La simple inspection suffira pour faire constater ce symptôme.

Toutefois, cette tuméfaction de la région du sinus sera très appréciable au palper que l'on fera en mettant le pouce par exemple, sur la paroi antérieure du sinus et l'index sur la voûte palatine ; par comparaison surtout avec le côté sain, on constatera ainsi très facilement l'augmentation de volume, qui portera aussi sur le bord alvéolaire.

Dans les premiers temps, cette tuméfaction est uniforme, lisse ; partout on sent la paroi osseuse résistante, mais plus tard elle ploie sous le doigt, se laisse déprimer pour revenir ensuite sur elle-même, en produisant le bruit dit de parchemin et aussi le bruit de coquille d'œuf brisée. A une période plus avancée encore, un point de la tumeur deviendra mou, fluctuant pour peu que les parois osseuses aient cédé sur plusieurs points à la fois, les mains pourront se renvoyer la fluctuation d'un de ces points à l'autre.

b. — Le pus peut s'écouler librement au dehors, soit par l'orifice naturel, soit par une ouverture fistuleuse. — Par le nez, cet écoulement très fétide, donne lieu à l'ozène du sinus maxillaire, qui pourra ne se montrer que dans des conditions spéciales, en quelque sorte à la volonté du malade, comme dans le cas cité de Trousseau. Cet écoulement ne se produira pas dans toutes les positions. Parfois ce sera quand le malade penchera fortement la tête en avant, quand il l'inclinera du côté sain, ou encore quand il fera une forte expiration, pour se moucher par exemple. Ce symptôme, quand il existe, est de la plus grande valeur, et en analysant bien les circonstances dans lesquelles il se produit, le clinicien y trouvera une puissante ressource de diagnostic.

Au moment où l'abcès s'ouvre en dehors, on notera surtout l'abondance du pus écoulé relativement au volume apparent de la tumeur fluctuante.

L'ouverture pourra se faire à la joue, près de la paupière supérieure, à la voûte palatine, sur le bord alvéolaire, ou encore dans le sillon labio-gingival, au niveau de la fosse canine. Quel que soit le siège où se produira la fistule, un stylet, introduit par elle, pénétrera profondément et s'il existe deux fistules à la fois, les extrémités des deux stylets qu'on y introduira, se rencontreront dans la cavité du sinus. Tels sont les principaux symptômes auxquels donneront lieu les abcès de l'antre d'Highmore.

Abandonnés à eux-mêmes, ils peuvent rester longtemps

stationnaires, mais ils finissent toujours, après un temps plus ou moins long, par perforer une de leurs parois et par se faire jour au dehors.

Nous ne pensons pas que le pus d'un abcès du sinus puisse arriver à se résorber complètement et que la guérison spontanée puisse survenir ainsi ; mais il existe des faits probants de transformation de l'abcès en kyste, comme cela a été constaté assez souvent sur d'autres points du corps et comme Broca en cite d'ailleurs des exemples dans son *Traité des tumeurs*.

Il est rare que les abcès du sinus soient ainsi abandonnés à leur évolution naturelle, le plus souvent ils occasionnent un malaise tel, que le malade vient réclamer une intervention chirurgicale, qui, convenablement pratiquée, suivant les règles que nous exposerons plus loin, conduit presque toujours à une guérison ordinairement lente, mais sûre. Toutefois, il n'est pas rare de voir cette marche vers la guérison entravée par des poussées inflammatoires intermittentes du côté du sinus et qui se rencontrent surtout, quand le pus ne s'écoule pas librement au dehors, quand on a cherché à fermer trop tôt sa voie d'écoulement.

Telle est la marche ordinaire des abcès du sinus, toutefois, les choses ne se passent pas toujours aussi normalement. Des complications peuvent se présenter et on en est averti par des symptômes spéciaux sur lesquels nous ne nous arrêterons pas longtemps. Du côté de l'œil, on peut observer : de l'amaurose, des troubles fonctionnels que nous avons déjà signalés, du strabisme dans quelques cas, strabisme, en général externe, avec dilatation de la pupille et chute de la paupière supérieure.

Du délire, des convulsions, du coma, avec réaction fébrile intense annonceront généralement des complications cérébrales : méningite, méningo-encéphalite, etc...

Jusqu'ici, nous n'avons eu en vue que les abcès du sinus à marche chronique, ou tout au plus à marche subaiguë ; les abcès aigus s'en distinguent par une fièvre parfois intense, avec un malaise considérable, douleurs très vives, troubles gastriques, anorexie, vomissements. L'abcès se forme avec grande rapidité ; la peau de la joue est rouge, chaude, œdématiée, et si un traitement approprié ne l'arrête dans sa marche, il s'ouvre bientôt au dehors, avec un grand soulagement pour le malade.

DIAGNOSTIC

Le diagnostic des abcès du sinus est souvent entouré de difficultés sérieuses, mais non invincibles, aussi, une analyse très attentionnée et bien raisonnée des divers symptômes permet-elle presque toujours de l'affirmer. Nous l'étudierons dans trois conditions différentes.

1° Il y a simplement tuméfaction de la région du sinus. — La douleur qu'on observe alors, pourrait faire croire à une névralgie dentaire, à une névralgie sous-orbitaire, à une névralgie trifaciale. Dans tous ces cas, la douleur est limitée, plus vive sur certains points, elle a des points d'élection. Dans les abcès du sinus, au contraire, elle est généralisée à toute la joue sur laquelle la pression est d'ordinaire pénible pour le malade, c'est une douleur diffuse ; de plus elle s'accompagne parfois de réaction fébrile, de petits frissons qu'on n'observe pas dans les névralgies.

Cette tuméfaction est uniformément dure, on n'y trouve aucun point ramolli. N'est-on pas en droit de croire à une tumeur solide du sinus ou de ses parois ? Cancer du sinus, fibrome dur, polype fibreux, sarcomes, ostéo-sarcomes, exostose, odontome ? Dans ces cas, la déformation du sinus porte en général sur une paroi, il est rare qu'elles soient toutes distendues comme dans les collections liquides qui remplissent cette cavité. De plus, l'exostose, l'odontome, ont un développement très lent et souvent sans douleur ; si une dent manque au bord alvéolaire et que le malade affirme qu'elle a toujours manqué, si d'autre part, il y a de raisons de croire à une tumeur solide, il y aura alors des présomptions en faveur de l'odontome, mais ces présomptions n'iront pas jusqu'à la certitude complète, car on sait qu'une dent déviée de son siège normal peut tout aussi bien devenir le point de départ d'un kyste ou d'un abcès du sinus, que d'un odontome, et que d'autre part, ce dernier peut se développer dans un bulbe surnuméraire, alors qu'aucune dent ne manque à la mâchoire supérieure. On aura très rarement à compter avec ce fait en clinique et cependant, il est bon de le connaître.

Les polypes fibreux du sinus sont presque toujours l'extension d'un polype des fosses nasales et l'examen de ces dernières permet alors d'affirmer le point de départ et la nature de la maladie.

Les cancers, les diverses variétés de sarcomes ont ordinairement une marche rapide, souvent avec des douleurs vives ; ils s'accompagnent de troubles généraux dans l'économie, d'engorgements ganglionnaires. Il n'est pas rare à une certaine époque de leur évolution, d'y observer le bruit de parchemin que nous avons aussi noté dans les abcès du sinus.

Enfin, dans tous ces cas la ponction exploratrice pratiquée soit par l'alvéole d'une dent cariée, soit sur un point aminci des parois du sinus, pourra aider à lever les doutes. Cette ponction ne saurait avoir d'inconvénients et c'est pour avoir omis de prendre cette excellente précaution, qu'est arrivée à quelques chirurgiens, la désagréable mésaventure d'enlever un maxillaire supérieur, pour une collection liquide du sinus !

2° *Il y a un point ramolli, fluctuant, sur une des parties du sinus.* — Quelle est alors la nature du liquide contenu dans la poche?

L'hydropisie du sinus, les kystes muqueux, deux affections qui n'en font qu'une peut-être (Giraldès)? se développent avec lenteur, sans la moindre réaction fébrile. Mais nous avons vu quelques cas où l'abcès du sinus s'est développé aussi sourdement. La ponction exploratrice et l'examen du liquide évacué permettront seuls alors d'affirmer le diagnostic. Elles aideront aussi à différencier l'abcès des épanchements sanguins du sinus, si rares d'ailleurs, qu'on a même pu les contester.

Enfin, dans le cas de kystes, d'abcès sous-périostiques du maxillaire, d'abcès alvéolaires, la tumeur sera limitée à la paroi antérieure, et par la palpation du sinus, on pourra ordinairement constater qu'il n'est pas augmenté de volume. D'ailleurs, dès que ces collections liquides seront ouvertes, il sera possible avec le stylet de constater le peu de profondeur de la cavité, et la quantité de pus ou de sérum écoulé sera ordinairement beaucoup moindre que dans le cas de distension du sinus.

3° *La cavité de l'antre d'Highmore communique librement au dehors, par son orifice naturel ou par une fistule.* — L'exploration avec le stylet, les conditions dans lesquelles se produit l'écoulement de pus, permettent d'affirmer le siège de l'affection dont la nature sera indiquée par la nature du liquide écoulé.

Dans quelques cas, l'examen rhinoscopique pourra aider au diagnostic en permettant de voir dans le méat moyen, quelques gouttelettes de pus, qui sans cela auraient passé inaperçues, et ce signe acquerra encore beaucoup plus de valeur si on constate qu'après une violente expiration du malade, après qu'il s'est mouché, ou qu'il a incliné la tête de côté, la quantité de pus augmente.

La clinique est donc en possession de signes qui dans la très grande majorité des cas, permettent d'affirmer sûrement le diagnostic ; mais il ne suffit pas d'avoir constaté un abcès du sinus, il faut en rechercher la cause, faire le *diagnostic étiologique.*

Il ne faudra jamais oublier de consulter les antécédents du malade, traumatismes divers (coups de feu, de pointes, de couteaux, etc...) possibilité d'un corps étranger dans le sinus.

Si elle est possible, l'exploration avec stylet ne devra pas être négligée. Elle permettra de découvrir le corps offensant, s'il y en a un, de constater la dénudation, la nécrose d'un point de la paroi osseuse, la présence d'une tumeur (polypes, fongosités, exostoses), qui parfois coïncident avec l'abcès du sinus.

Mais avant tout, il faut penser au système dentaire, car là réside presque toujours la cause des suppurations du sinus. Existe-t-il une ou plusieurs dents cariées? Le malade en a-t-il souffert et si les dents sont en apparence saines, ne sont-elles pas douloureuses à la pression, au choc du stylet? Dans un cas où une dent manquait et, malgré les dénégations du malade, qui affirmait que cette dent était saine, quand on l'avait arrachée, nous avons entendu M. Richet élever un doute sur ces renseignements, parce que la dent similaire du côté opposé était cariée et que cette coïncidence est très-fréquente.

Si aucune de ces causes ne peut être incriminée, on sera autorisé à penser à une carie ou à une nécrose d'un des os du sinus, surtout si le sujet est syphilitique ou scrofuleux, ce qu'on pourra souvent reconnaître aux stigmates indélébiles que laissent après elles ces deux affections diathésiques. Dans quelques cas rares enfin, il sera impossible de trouver une cause quelconque aux abcès du sinus, il faudra alors penser aux coryzas, à la propagation de l'inflammation des fosses nasales à la muqueuse du sinus. Si l'exophthalmie avait précédé la tuméfaction de l'antre d'Highmore, la douleur dans cette région, l'écoulement de pus par le nez, on serait autorisé à placer dans l'orbite le point de départ de la lésion.

PRONOSTIC

Le pronostic est presque toujours bénin, c'est absolument quand l'inflammation se propage aux os environnants et spécialement quand il y a des raisons de croire que les os de la base du crâne sont cariés ou nécrosés, qu'on doit craindre pour la vie. Si cependant dans le cours d'une fièvre éruptive ou d'un érysipèle, après une opération sur un maxillaire, telle que l'ablation d'une dent, ou une blessure à quelques-unes des parois osseuses du sinus, une douleur vive survient dans la mâchoire, qui en même temps se tuméfie avec projection d'un ou des deux yeux, délire, convulsion, coma, ou quelques autres symptômes cérébraux, il y aura des raisons de craindre que des abcès intra-crâniens, de la méningite ne soient développés, et la terminaison sera probablement fatale en peu de jours. Mais de tels exemples sont rares et ne peuvent guère survenir que quand le patient est dans un état vraiment maladif ou exposé à quelque influence morbide, telle que l'infection purulente ou le poison des fièvres contagieuses (Spencer Watson).

Il faut aussi se rappeler que les fistules peuvent laisser à la joue des cicatrices difformes, que quelquefois, elles peuvent durer indéfiniment, obligeant le malade à de grands soins de propreté et à conserver dans la bouche un petit tube en caoutchouc, ou une canule de métal, par laquelle se fait souvent un écoulement de mauvaise odeur et qui cause à celui qui en est atteint, une gêne constante et réellement ennuyeuse.

On n'oubliera pas, d'autre part, la gravité des complications possibles du côté de l'orbite et de l'œil (observations de Bide, *France médicale*, 1876).

TRAITEMENT

Nous ne dirons qu'un mot du traitement général qui pourra parfois être associé avec avantage au traitement local. Dans la scrofule, dans la syphilis par exemple, seul il sera le plus souvent impuissant à guérir. Dans un cas de Bordenave, cependant, chez un syphilitique, des onctions mercurielles auraient suffi à guérir un abcès du sinus, ouvert déjà à la partie supérieure de la paroi antérieure. Spencer Watson cite un cas du Dr Gay, où l'iodure de potassium à hautes doses aurait aussi amené la guérison. Ces faits sont exceptionnels, nous ne les citons que pour mémoire.

Avant d'en venir à un traitement chirurgical sérieux, il est bon de prendre certaines précautions, qui parfois ont permis d'éviter cette nécessité.

Nous avons déjà dit que nous n'admettons pas que le pus d'un abcès du sinus pût se résorber spontanément ; mais s'il s'écoule librement et abondamment au dehors par l'orifice normal dans la fosse nasale, si par ailleurs, aucune complication de voisinage n'est menaçante, on est autorisé à attendre un peu la guérison naturelle, car il existe des faits authentiques où les choses se sont passées de la sorte. Toutefois, si la guérison tarde trop à se faire, et il en sera ainsi dans grand nombre de cas, il faudra encore en venir à l'intervention chirurgicale.

Pareillement quand le malade porte à l'alvéole une ou plusieurs mauvaises dents, sur le compte desquelles on aurait quelques motifs même légers de mettre les accidents du côté de la joue (douleur, tuméfaction, etc.), il faudra préalablement les faire enlever et patienter un peu, pour voir comment les choses se comporteront.

Jourdain aurait guéri autrefois des abcès par le seul cathétérisme du sinus, mais ce mode de traitement est aujourd'hui jugé et les discussions auxquelles il a donné lieu, n'ont plus qu'un simple intérêt historique. Il est parfaitement démontré que sur le vivant, ce cathétérisme est impossible à exécuter, une lamelle osseuse *contournée en sens inverse du cornet moyen recouvrant l'orifice du sinus dans l'infundibulum*, (M. Richet, anat. méd. chirurg.) « d'ailleurs fût-il possible, qu'il devrait encore être rejeté de la pratique de la chirurgie. En effet, la plus grande partie de la cavité étant placée au-dessous de l'orifice, les liquides doivent nécessairement s'y accumuler. On serait forcé, d'après les règles les plus élémentaires de la chirurgie, en cas d'abcès du sinus, de pratiquer une contre-ouverture dans le point le plus déclive ; autant donc, commencer par là. » (Tillaux, *anat. topog.* p. 261) du reste, le cathétérisme du sinus ne compte plus aujourd'hui de partisans; c'est à peine si quelques chirurgiens acceptent, pour quelques cas exceptionnels, quand par exemple la collection purulente bombe fortement dans la fosse nasale, le cathétérisme forcé c'est-à-dire avec rupture de quelques lamelles osseuses et déchirure de la muqueuse. Les principes généraux sur lesquels est basé le véritable traitement des abcès du sinus, n'ont rien de tout-à-fait spécial; ce sont ceux qui président au traitement des abcès en général, quel que soit le point du corps où on les observe, ils peuvent se résumer dans ces deux indications : procurer au pus un libre écoulement, en éviter la stagnation.

Ces principes posés, il est évident que nous ne saurions admettre l'opinion de quelques auteurs qui divisent encore les points où il faut ouvrir le sinus, en lieu *d'élection* et lieu *de nécessité*. Si l'abcès menace de s'ouvrir à la partie supérieure de la joue, si le pus coule par une fistule déjà établie sur ce point, le chirurgien n'en sera pas moins conduit à pratiquer une ouverture plus déclive, sans quoi la guérison tarderait indéfiniment, ou même ne se ferait pas. De plus, une ouverture à la joue peut toujours laisser à sa suite une cicatrice difforme, nous ne saurions donc admettre le lieu de nécessité pour l'ouverture de l'abcès qu'autant qu'il se confondra avec le lieu d'élection qui sera toujours le bord alvéolaire, ou à son défaut la fosse canine.

Le véritable point d'élection est donc le bord alvéolaire, à la condition qu'on y trouve des dents cariées ce qui, nous le savons, est le cas ordinaire ; si une seule dent est cariée, fût-ce même la canine, c'est elle qu'il faut arracher ; mais s'il y en a plusieurs et qu'on ait le choix, il faudra de préférence arracher la première ou la deuxième grosse molaire qui correspondent plus directement avec la cavité du sinus. La dent arrachée, le pus peut parfois s'écouler, mais il faut toujours agrandir l'orifice avec un gros trocart ordinaire ou encore avec un perforateur spécial, en forme de fer de lance ou de langue de serpent. L'orifice doit être assez large pour qu'on puisse y introduire le petit doigt, ce qui permet d'explorer la cavité du sinus et d'y constater la présence ou l'absence d'un corps étranger.

Quel que soit l'instrument dont on se serve, il faut

toujours en être bien maître, éviter les échappées et la blessure de parois opposées du sinus, comme Salter, cité par Spencer Watson, dit l'avoir observé pour la paroi orbitaire sans résultat fâcheux du reste. L'ouverture établie, on y mettra en permanence un tube pertuisé en caoutchouc, pour faciliter l'écoulement du pus et rendre possibles de fréquents lavages dans la cavité du sinus.

S'il n'existait pas de dent cariée, c'est la fosse canine qu'on devrait choisir pour ouvrir l'abcès du sinus; elle sera encore préférée quand il y a de la constriction des mâchoires ou un épaississement du bord alvéolaire, tel qu'il serait difficile de le perforer. Le perforateur sera alors porté en arrière et un peu en dehors, pour ne pas pénétrer dans la fosse nasale.

Dans quelques cas particuliers, le chirurgien pourra aussi introduire dans le traitement de petites modications que lui inspireront les circonstances. Ainsi nous voyons M. Richet, dans l'observation n° 1, faire tomber le pus de l'orbite dans la cavité du sinus et faire passer l'anse d'un tube en caoutchouc de cet orifice orbitaire, par l'orifice alvéolaire. Dans un cas à peu près semblable, Bertrandi avait déjà tenu la même conduite. Dans un abcès du sinus où le pus s'était fait jour à travers la voûte palatine, Buffel introduisit par la fistule un trocart qu'il fit sortir au dessus des alvéoles, et qu'il remplaça par une mèche à séton Alph. Guérin, *Chirurgie opératoire*, p. 499). Dans l'observation n° 2 c'est par la fistule génienne et par l'ouverture alvéolaire qu'est passé le tube à drainage. Quel qu'ait été le procédé employé on pratiquera dans la cavité du sinus de fréquentes injections détersives, désinfectantes d'abord : acide phénique, alcool, permanganate de potasse, et plus tard astringentes : sulfate de zinc, tannin etc... Quand l'écoulement du pus sera bien assuré on coupera l'anse de caoutchouc, pour ne plus maintenir dans le sinus qu'un simple tube inférieur qu'il sera facile de retenir en l'attachant à une dent voisine. La fistule génienne sera bientôt fermée. L'orifice buccal sera maintenu longtemps ouvert et le drain n'en sera retiré qu'avec beaucoup de précautions, de tâtonnements.

Il faudra s'être bien assuré préalablement que le liquide de l'injection revient pur et vite, ce qui prouve que la cavité est rétrécie, qu'il ne s'écoule plus de pus, mais seulement un liquide séreux ou muqueux, peu abondant et sans mauvaise odeur.

Mode de guérison. — Dans le sinus il n'y a pas de parois flexibles, pouvant s'affaisser l'une contre l'autre, et combler la cavité de l'abcès ; mais dès qu'il y a libre écoulement du pus, cette cavité se rétrécit ; les parois, préalablement distendues, reviennent un peu sur elles-mêmes, s'épaississent ; l'ouverture par laquelle passe le tube à drainage se resserre et bientôt on est obligé de le retirer, après quoi elle se ferme complètement. Toutefois il n'est pas rare de voir persister des fistules, avec écoulement de pus très odorant ou d'un liquide muqueux qui nécessite des injections continuelles.

Chez d'autres, au contraire, la fistule se ferme trop tôt, la maladie se reproduit ; M. Richet observe depuis un grand nombre d'années deux malades qui conservent de ces fistules incurables (M. Richet clinique chirurg. de l'Hôtel-Dieu, 1881).

OBSERVATIONS

Les trois observations qui vont suivre ont déjà paru en partie, publiées par M. le Dr Bazy, chef de clinique chirurgicale, dans la France médicale du 23 avril 1881. La quatrième est inédite.

Observation I

Service de M. le professeur Richet. — Abcès du sinus, d'origine dentaire, ouvert dans l'orbite. Exophthalmie, drainage du sinus. — Guérison.

Berthe K..., âgée de 9 ans, chétive et d'apparence lymphatique, entre le 9 février 1881, salle Notre-Dame, n° 24. Elle avait d'abord été conduite par une exophthalmie de l'œil gauche, au docteur Galézowski qui, reconnaissant une origine extra-orbitaire à l'affection, avait bientôt envoyé cette petite malade à la clinique chirurgicale de l'Hôtel-Dieu. Voici les renseignements que nous avons pu recueillir à son entrée. Dans les premiers jours du mois de décembre 1880, elle fut prise d'une fluxion dentaire à la mâchoire supérieure du côté gauche ; presque immédiatement, apparaissait de l'exophthalmie. La fluxion se termina par suppuration, l'abcès s'ouvrit du côté de la bouche, mais l'exophthalmie ne fit qu'augmenter. De la rougeur et du gonflement se montrèrent au niveau de la paupière inférieure ; c'est alors qu'on conduisit cette enfant à la clinique de M. Galézowski, qui ouvrit un abcès et laissa un drain à demeure. La suppuration cessa assez rapidement, le drain fut enlevé le quatrième jour et l'exploration de la cavité de l'abcès ne laissa supposer à cette époque aucune lésion osseuse. Tout était rentré dans l'ordre, lorsque quinze jours plus tard, l'exophthalmie reparut de nouveau, l'abcès de l'orbite se rouvrit et alors on put nettement constater la dénudation du plancher de l'orbite.

État actuel. — Aujourd'hui, nous trouvons une tuméfaction assez notable du sinus maxillaire gauche, la fosse canine est effacée et quand on presse à son niveau, on sent l'os fléchir sous le doigt, céder sans se rompre, lorsque la pression cesse, il ne revient pas toujours sur lui-même. La voûte palatine n'est presque pas déformée, ce qui s'explique par l'ouverture de l'abcès, et l'issue du pus du côté de la paroi supérieure du sinus, les dents molaires et la canine sont ébranlées, le rebord alvéolaire est épaissi. Si par la fistule de la paupière inférieure on introduit un stylet, on sent l'os à nu et sa dénudation se prolonger assez loin. Le stylet pénètre jusqu'au trou optique. L'orifice qui a livré passage au pus du sinus maxillaire dans l'orbite ne peut être retrouvé. La pression au niveau de la fosse canine, sous l'orbite, ne réveille presque pas de douleur et ne fait sourdre aucun liquide par l'orifice palpébral. M. Richet en conclut que le pus n'a pas pris naissance sous le périoste de la fosse canine, pour le décoller ensuite et remonter jusqu'à l'orifice fistuleux palpébral.

L'œil gauche présente une notable exophthalmie, il est projeté en avant et aussi un peu en haut, il n'y a aucun trouble de la vision.

Le fait le plus saillant au premier abord, chez cette enfant, est l'abcès de l'orbite, mais cet abcès n'y est pas né, le pus vient du sinus maxillaire, l'histoire de la maladie le prouve ; l'existence comme fait initial de la fluxion, l'apparition secondaire de la tuméfaction du côté de l'orbite, sont là pour nous en convaincre.

Traitement. — Ablation de la troisième molaire et perforation du sinus. M. Richet rechercha alors avec une sonde cannelée, l'ouverture par laquelle le pus du sinus s'est ouvert dans l'orbite et ne le retrouvant pas, traverse avec une forte sonde cannelée la paroi inférieure de l'orbite, puis pour favoriser l'écoulement du pus, un drain est passé par la fistule palpébrale, traverse la cavité du sinus et vient ressortir par la perforation de l'arcade dentaire.

Pendant plusieurs semaines, des injections phéniquées et d'eau alcoolisée ont été deux fois par jour pratiquées par ce tube, aucun accident n'est venu retarder l'amélioration progressive, si ce n'est une légère poussée eryzipélateuse à la joue sans symptômes généraux intenses et qui au bout de quelques jours, avaient complètement disparu.

Le 10 mars. — M. Richet coupe l'anse du tube à drainage, laisse libre l'ouverture palpébrale et maintient le tube seulement dans l'ouverture buccale.

Cette petite malade sort le 4 mai, considérablement améliorée, et quand elle revient nous voir le 6 juillet, on constate que la fistule palpébrale a disparu sans laisser de cicatrice apparente, qu'il n'y a plus d'exophthalmie, que la joue a repris son volume normal ou à peu près. M. Richet conseille quand même de maintenir le tube dans l'orifice buccal et d'y faire chaque jour des injections d'eau légèrement alcoolisée.

Observation II

Service de M. le professeur Richet. — (Hôtel-Dieu). Abcès du sinus maxillaire droit, ouvert à la joue, datant de 1873. Trépanation du sinus, drainage, guérison.

M. Louis, âgé de 34 ans, entré le 11 février, salle Saint-Landry. lit n° 15.

Antécédents. — Ce malade a eu vers 1873, une série d'abcès qui tous ont été ouverts au niveau de la gencive du côté droit.

La deuxième molaire de ce côté a été également enlevée à cette époque. Il y a trois ans environ, un nouvel abcès se montra dans la même région.

Au mois de juillet dernier, il eut une énorme fluxion à la joue droite, très douloureuse, qui donna naissance à un abcès; celui-ci fut ouvert à la joue le quatrième jour, à l'hôpital Saint-Antoine, et depuis, l'ouverture est restée fistuleuse, laissant écouler une assez grande quantité de pus.

État actuel : — Au moment de l'entrée voici ce que l'on constate :

En relevant la lèvre supérieure on voit la joue adhérente à l'os sous-jacent, la lèvre même adhère sur un point à la gencive et celle-ci offre encore les traces des incisions qui ont été pratiquées.

La deuxième petite molaire manque, le malade affirme qu'elle était saine quand on l'a enlevée, mais la dent similaire du côté opposé est gâtée, ce qui nous empêche d'ajouter foi à son récit, car on sait que les dents similaires sont presque toujours simultanément atteintes de carie.

L'asymétrie de la face est frappante chez ce malade : tout le côté droit est beaucoup plus proéminent que le gauche qui semble situé sur un plan postérieur.

La fosse canine est effacée, elle est même bombée et sa paroi est très-résistante ; il y a donc plutôt un épaississement qu'un amincissement de l'os ; de même la voûte palatine fait saillie et résiste sous le doigt. Il est facile de bien juger de cette augmentation de volume en prenant la mâchoire supérieure entre le pouce placé sur la fosse canine et l'index, appliqué sur la voûte palatine et en comparant ainsi le côté droit au côté gauche, on trouve que le sinus maxillaire du côté gauche a un volume triple de celui du côté droit. Un stylet est introduit par la fistule de la joue, pénètre à 4 centimètres de profondeur, son extrémité est libre et peut être portée assez facilement dans tous les sens ; elle est bien dans une cavité. Nulle part on ne trouve l'os à nu ; l'écoulement de sang augmente et s'accompagne de pus quand on fait souffler le malade. Nous avons affaire ici à un abcès du sinus maxillaire, ouvert du côté de la joue.

Traitement. — Une large perforation du sinus est pratiquée par l'alvéole de la dent qui manque et donne lieu à l'écoulement d'une notable quantité de pus épais, grisâtre, de très mauvaise odeur, ayant en un mot tous les caractères du pus qui a stagné longtemps au contact de l'air. Un drain en caoutchouc est passé à travers l'orifice ainsi formé et la fistule de la joue.

Des injections d'eau phéniquée au centième sont, matin et soir, pratiquées par le tube. Le 2 mars, c'est-à-dire dix-huit jours après son entrée, le malade, considérablement amélioré, demande à sortir. Quelques jours auparavant, le tube en caoutchouc avait été retiré de l'orifice génien qui s'était rapidement fermé, pour n'être plus maintenu que dans l'orifice alvéolaire.

Le 25 juin nous revoyons le malade qui malgré les recommandations pressantes qui lui avaient été faites, avait trop tôt retiré le tube en caoutchouc et cessé les injections. Le volume de la joue est redevenu considérable, elle est rouge, douloureuse, tout fait croire que l'abcès s'est renouvelé. M. Richet perfore de nouveau l'alvéole, il s'écoule une notable quantité de pus, le traitement ultérieur est le même que précédemment et cette fois très soigneusement suivi.

Aussi quand ce malade est revenu au commencement d'octobre, pouvait-il être considéré comme parfaitement guéri. La joue avait repris presque son volume normal, la cicatrice de la fistule génienne était à peine visible, le tube en caoutchouc était toujours dans la fistule buccale par laquelle coulait encore une très faible quantité de liquide et le malade demandait à remplacer ce tube par une petite canule en argent.

Observation III

Service de M. le professeur Richet. — Hydropisie enkystée du sinus maxillaire gauche, origine dentaire, trépanation du sinus par le bord alvéolaire — guérison.

C... Louise, âgée de 39 ans, entre le 8 février 1881, dans la salle Notre-Dame, lit 21.

Antécédents. — C'est une femme bien portante, bien constituée qui rapporte qu'elle a toujours souffert des dents ; ses deux mâchoires sont en effet dégarnies, mais le côté gauche de la mâchoire supérieure est surtout atteint, les dents n'y sont plus représentées que par des racines et des chicots.

Depuis trois ou quatre ans, elle a toujours eu de ce côté, une série de fluxions qui se sont terminées par des abcès s'ouvrant spontanément.

Il y a un an que commença à se montrer, vers la fosse canine gauche, une petite tumeur qui paraît s'être développée d'abord lentement, sans douleur et qui avait déjà atteint le volume d'une noisette quand la malade s'en aperçut.

Cette tumeur s'est accrue par poussées douloureuses, dans l'intervalle desquelles elle restait indolente. Depuis une quinzaine de jours environ, les douleurs ont reparu, sont devenues continues et s'exaspèrent par la pression.

État actuel. — La joue est soulevée par une tumeur du volume d'un petit œuf de poule et non adhérente aux téguments. Explorée du côté de la joue, cette tumeur est molle et manifestement fluctuante, en relevant la lèvre, on la voit faire saillie dans le sillon gingivo-labial où elle est encore molle et fluctuante et est attachée au squelette dont elle semble faire partie. Le globe de l'œil et la paupière n'ont aucunement souffert de l'affection, la tumeur s'arrêtant un peu au-dessous du bord inférieur de l'orbite, la narine gauche est libre, la vue et le toucher constatent un épaississement de l'arcade dentaire.

Sur la partie antérieure de la voûte palatine existe une petite saillie, ayant les dimensions d'une pièce de 50 centimes, molle aussi comme la précédente, fluctuante et dont le flot et très facilement transmis de ce point à un point quelconque de la joue et de la fosse canine. En quelque endroit qu'on presse, on n'a pas cette sensation de feuille de parchemin ou de tôle que l'on déprime ou de coquille d'œuf qu'on casse, indiquant la présence d'une mince lame osseuse au niveau de la paroi. Le diagnostic porté est : tumeur liquide du maxillaire, abcès ou hydropisie et plus probablement cette dernière.

Traitement. — Ablation du chicot de la deuxième molaire, puis large perforation de l'alvéole à travers laquelle s'échappe un liquide jaunâtre, séreux, sans odeur et très riche en paillettes de cholestérine. L'ouverture est agrandie au point d'y introduire le petit doigt et un gros tube en caoutchouc est installé dans cet orifice.

Pendant les quinze jours qui suivrent, des injections alcoolisées sont pratiquées par ce tube, matin et soir ; au bout de ce temps, l'écoulement de liquide avait beaucoup diminué, la cavité du sinus s'était notablement rétrécie et le tube peut être retiré sans inconvénients. La malade sortait guérie le 2 mars, vingt-deux jours après son entrée, et depuis on ne l'a pas revue, ce qui semble annoncer que la guérison s'est maintenue.

Observation IV

Service de M. le professeur Richet. — Kyste périostique du maxillaire droit. Carie de la canine et des deux premières molaires de ce côté. Ablation de ces dents cariées. Drainage du kyste. Injection d'eau alcoolisée. Guérison.

P... Léon, âgé de 44 ans, employé à l'Hôtel-Dieu, se présente à la clinique chirurgicale dans les premiers jours d'avril 1881, avec une tumeur de la joue droite.

Voici quels sont les antécédents de ce malade :

Il est de constitution très manifestement lymphatique. Pendant toute son enfance, il a eu des croûtes du cuir chevelu, des kératites, à la suite desquelles il a gardé pendant longtemps de petites taies qui maintenant ont complètement disparu. Sous l'influence de cette diathèse il a eu aussi des suppurations ganglionnaires dont il porte encore les traces. Depuis l'âge de dix ou douze ans, il dit s'être toujours bien porté et en effet il a pu exercer, sans paraître avoir trop souffert, un métier assez pénible. Un an auparavant environ, il s'est aperçu, au-dessous de la lèvre supérieure et du côté droit de la face, de la présence d'une petite tumeur du volume d'un œuf de pigeon. Cette tumeur était dure, lisse et si peu douloureuse que le malade ne s'en était aperçu qu'au moment où on lui fit remarquer que la joue de ce côté était un peu tuméfiée. Cette tumeur ne gênait en rien la mastication. Comme dix-sept ans avant, il avait eu de ce côté une fluxion dentaire terminée par suppuration, il crut encore à quelque accident analogue et ne s'en inquiéta pas davantage. Ce n'est qu'un an plus tard et en voyant que cette tumeur avait notablement augmenté de volume qu'il se décida à venir consulter,

État actuel 8 *avril* 1881. — Ce malade se présenta à nous avec une tumeur dans le sillon gingivo-labial supérieur, du volume d'une grosse noix. Elle occupe toute la fosse canine et s'arrête en bas à 5 ou 6 millimètres de l'alvéole. En dedans elle se confond avec l'os auquel elle paraît appartenir.

Les parties molles de la joue glissent facilement sur elle, elle est recouverte de la muqueuse normale, peut-être un peu congestionnée : au premier abord elle paraît dure et si cependant on la presse un peu longuement, avec la pulpe de l'index, on sent que sa paroi externe se déprime légèrement sous le doigt et à certains moments on perçoit le bruit de parchemin.

Cette pression développe une légère douleur dans les dents placées au-dessous de la tumeur, qui en dehors de cette manœuvre est complètement indolore.

On observe une légère saillie du côté de la joue où le sillon génio-labial est effacé, d'où asymétrie très appréciable de la face. Rien du côté de l'œil, rien du côté de la fosse nasale, qui n'est pas rétrécie et par laquelle la pression sur la tumeur ne fait sortir ni pus, ni sérosité. La voûte palatine n'est nullement déformée et au palper le sinus maxillaire ne paraît pas notablement augmenté de volume.

Le système dentaire de ce malade est défectueux, la canine et les deux petites molaires du côté atteint ne sont plus représentées que par des chicots à peine visibles au fond des alvéoles. Du côté opposé les dents similaires sont également cariées. Seules les grosses molaires et deux incisives paraissent à peu près saines. M. Richet porte chez cet homme le diagnostic de kyste périostique d'origine dentaire et dès le lendemain, 9 avril, procède au traitement. Il fait d'abord l'ablation avec la langue de carpe, des racines des deux molaires : un léger écoulement d'un liquide brun-rougeâtre suit cette avulsion et pour le faciliter, M. Richet agrandit très notablement la perforation d'une des alvéoles ; le liquide qui s'échappe paraît rempli de paillettes de cholestérine. Il perfore ensuite la paroi externe et fait passer l'anse d'un tube en caoutchouc par cet orifice et l'orifice alvéolaire. Un stylet introduit dans la cavité du kyste ne s'enfonce pas à plus de trois centimètres et ne trouve sur aucun point de paroi osseuse dénudée.

Le jour même et les jours suivants, matin et soir, des injections d'eau légèrement alcoolisée furent pratiquées par le tube en caoutchouc, le liquide avait alors une odeur très désagréable, surtout quand il avait stagné, le matin par exemple.

En moins d'une semaine, l'écoulement du liquide avait considérament diminué et avait beaucoup moins d'odeur ; les choses allèrent ainsi s'améliorant jusqu'au 30 avril, époque à laquelle M. Richet retira le tube en caoutchouc.

Le kyste ne s'est pas reproduit. Depuis ce temps, le malade s'est borné à faire trois ou quatre fois par semaine de petites injections alcoolisées par la fistule alvéolaire qui reçoit à peine (28 octobre) un petit stylet de trousse qu'on y enfonce à environ un centimètre et demi de profondeur.

Le matin, quand le malade expire fortement, il en sort encore souvent un liquide jaunâtre, mêlé parfois d'un peu de sang.

La difformité de la face a complètement disparu et dans le sillon gingivo-labial, le kyste n'est plus représenté que par une légère saillie de la muqueuse, au-dessous de laquelle on sonde une petite exostose anguleuse.

Observation V

(Traduite de Spencer Watson, ouvrage précité). — Cas de suppuration du sinus chez un enfant scrofuleux avec nécrose du *bord alvéolaire*. Traité par Spencer Watson.

Un enfant de cinq ans fut apporté à l'Hôpital central ophthalmologique de Londres, le 23 février 1869, avec une fistule à la joue, au niveau de l'os malaire gauche.

L'enfant avait un aspect très maladif, scrofuleux et la paupière inférieure était complètement retournée par une cicatrice (reste d'un ancien abcès scrofuleux de la joue et qui avait en grande partie détruit la paupière elle-même). La peau de la joue était terminée à sa partie supérieure par une adhérence cicatricielle au bord inférieur de l'orbite. Le stylet, introduit dans la fistule de la joue, rencontrait l'os dénudé et si on l'enfonçait, pénétrait dans le sinus. Par la bouche on trouvait que le bord alvéolaire supérieur gauche était dénudé, rugueux et évidemment nécrosé au niveau de deux dents molaires.

Le 26 février. — Le stylet, passé par la fistule de la joue, put se frayer un passage jusque dans la bouche en côtoyant les dents molaires. Deux de ces dents trouvées complètement gâtées, furent extraites et avec elles vint la portion nécrosée du bord alvéolaire. Il s'en suivit une libre ouverture du sinus par laquelle le pus s'écoulait facilement au dehors.

Observation VI

Traduite de Spencer Watson. Cas du Dr J. D. White. — Abcès du sinus causé par une dent cariée.

M. S., âgé de vingt ans, de constitution délicate, avec une blancheur particulière de la peau, ordinaire dans sa famille, s'était plaint pendant quelque temps d'un écoulement fétide par la narine droite, de chaleur et d'une sensation de plénitude dans le maxillaire supérieur droit. Il eut recours à son médecin qui lui ordonna des lavages croyant que les parties allaient bientôt revenir à leur état normal, la maladie n'étant, suivant lui, qu'un simple écoulement exagéré dû à une légère congestion locale, le résultat peut-être de la mauvaise saison qui sévissait en ce moment. La guérison cependant ne se fit pas, l'écoulement devint beaucoup plus fétide et évidemment était surtout composé de pus de mauvaise nature, bien qu'il ne fût pas aussi abondant qu'il l'avait été précédemment. La douleur n'était pas vive, mais il y avait augmentation de chaleur des parties malades et le sentiment de tension s'était accru. Le malade était nerveux et pâle; la chaleur du corps était plutôt au dessus de la température moyenne. Tel était l'état de ce malade quand il vint se confier au Dr White.

A l'examen de la partie antérieure des narines, rien ne rendait compte de cet écoulement, la membrane muqueuse était un peu enflammée mais pas suffisamment pour l'expliquer. Une maladie du sinus fut soupçonnée et la bouche examinée pour s'assurer si une dent cariée n'en serait pas la cause. La seconde molaire de la mâchoire supérieure du côté droit était gâtée, une partie de la couronne avait disparu. La partie bulbeuse et les filaments nerveux vivaient encore et occasionnaient la douleur. Un peu de pâte arsénicale fut appliquée pour les détruire; aucun signe d'abcès alvéolaire sur elle ni sur les autres dents; un examen minutieux fut ensuite pratiqué et un renseignement important fut recueilli.

En examinant la narine droite avec un spéculum, un peu de pus fut vu dans le méat moyen, le malade fut prié d'incliner la tête du côté gauche, et à un nouvel examen des parties, on trouva une grande quantité de pus. Cela joint aux autres faits déjà relatés dans cette observation et à ce qu'il n'y avait pas d'autres causes à assigner à cet écoulement fut trouvé suffisant pour porter le diagnostic : *Abcès du sinus*, causé probablement par la seconde molaire cariée.

L'extraction de cette dent fut proposée et acceptée. Au moment de l'opération il ne s'échappa pas de pus. Un stylet fut introduit dans l'alvéole préalablement occupée par une des racines buccales, et pénétra facilement dans le sinus. Sa sortie fut suivie de l'écoulement du pus.

Traitement. — Le traitement fut complété selon les principes généraux. Le Dr White termine son observation en faisant remarquer que ce malade avait fréquemment visité un cheval appartenant à son père et que ce cheval avait par le nez un écoulement profus que l'on croyait être la morve. La maladie du cheval était antérieure à celle du patient et de fait pouvait donner des craintes à ce dernier.

Observation VII

Un cas d'abcès du sinus maxillaire, avec polype concomitant, par Spencer Watson (*British medical journal* 1868).

J. M.., âgé de 30 ans, marchand de fruits et de poissons, d'une bonne santé générale, bien nourri, vient à l'hôpital le 19 mai 1868, avec une ulcération irrégulière et sinueuse près du sac lacrymal du côté droit, mais un peu au-dessous de lui.

Antécédents. — Il disait avoir souffert, pendant quelque temps, d'un larmoiement et il racontait que, vers Noël dernier, une tumeur s'était formée sur le point occupé maintenant par l'ulcération, que cette tumeur avait été ouverte deux ou trois mois après par un chirurgien et qu'il avait été démontré que c'était un abcès. Cette cavité anfractueuse fut explorée plusieurs fois par ce chirurgien et environ un mois après, une petite parcelle d'os du volume de la moitié de l'ongle du pouce environ, s'en échappa. Vers ce temps un écoulement fétide commença par la narine droite et a toujours continué depuis. La vision n'était que peu ou point atteinte.

État actuel, 29 mai 1868. — En plus de l'ulcération et de la cavité anfranctueuse, il y a une légère tuméfaction de la partie supérieure de la joue et du côté du nez, le globe de l'œil est un peu déjeté du côté temporal de l'orbite. Il n'y a que peu ou pas d'hypersécrétion des larmes, un stylet introduit dans la cavité de l'abcès pénètre facilement en arrière jusqu'au sommet de l'orbite et atteint une profondeur de trois pouces environ. A une exploration ultérieure, il fut trouvé que cette même cavité communiquait avec le sinus et la narine. En aucune direction on ne sentait d'os dénudé, la narine est obstruée et il s'en échappe constamment un écoulement très irritant.

Traitement et marche. — Des injections d'une lotion contenant une partie d'iode pour cinq d'eau, furent pratiquées avec une seringue en gutta-percha et l'effet fut d'amener un libre écoulement du liquide injecté et du pus par la fosse nasale droite. Cela fut fait une ou deux fois par semaine, jusqu'au matin du 3 juin, quand subitement le malade sentit dans sa gorge et dans l'arrière narine quelque chose qu'il vint à bout d'expectorer après beaucoup d'efforts. La matière qu'il rejeta consistait en quatre ou cinq morceaux, blanc sale, d'une substance molle, pulpeuse et variables en volume de celui d'une noisette à celui d'une grosse noix et ayant une odeur horriblement puante.

Dans les violents efforts qu'il fit pour rejeter cela, il avala quelques portions de cette masse, après quoi il se sentit tellement malade qu'il vomit plusieurs fois et fut obligé de garder le lit, le reste de la journée.

A partir de ce temps cependant, l'abcès commença à guérir et au 20 juin était tout à fait fermé. A cette date on observait encore un petit écoulement par la fosse nasale, mais la santé s'était aussi beaucoup améliorée et il souffrait si peu qu'il cessa de venir à l'hôpital.

L'examen de la matière putréfiée qu'il avait crachée, montra qu'elle n'avait aucune structure définie.

Observation VIII

(Traduite de Spencer Watson). — Abcès scrofuleux des deux orbites et du sinus droit, terminé par méningite et mort, observé par cet auteur conjointement avec M. E. C. Hulme.

W. Burbidge, âgé de 10 ans, vint pour la première fois à moi dans la dernière moitié de 1866, c'était un malade de mon vieux collègue M. Hulme, aux soins duquel il avait été confié pendant quelques années. Sa mère attribuait sa maladie à un coup reçu trois ans auparavant, mais des cicatrices à la face et ailleurs démontraient à l'évidence, que cet enfant était très scrofuleux, et que vraisemblablement la maladie de l'orbite était de nature scrofuleuse; le globe oculaire droit est énormément projeté en avant. Les paupières sont retournées sans dessus dessous et il y a sur divers points du pourtour de l'orbite des abcès d'où s'échappe constamment du pus, en petite quantité.

Quand je le vis, pour la première fois, il souffrait de temps en temps d'une douleur d'un genre pénible et avait des poussées intermittentes d'inflammation dans les parties projetées, mais aucun symptôme du côté de la tête ne s'était montré. Vers la fin de mars 1867, il y eut un délire passager et des cris perçants et en mai, l'œil gauche commença à faire saillie et cet œil fut très rapidement détruit. L'œil droit, bien que le premier atteint, conserva un peu de vision jusqu'à une époque très rapprochée de la mort du malade, qui arrriva le 5 août 1869. Les dernières semaines avaient été passées dans un demi-coma.

J'assistais M. Hulme dans l'examen *post-mortem* de la tête, quand nous trouvâmes qu'il y avait une grande quantité d'épais tubercules jaunes et de pus épaissis entre la dure mère et l'os sphénoïde du côté droit et s'étendant en haut jusqu'à la portion écailleuse du temporal du même côté à travers la selle turcique et aussi dans les deux orbites. Il y avait carie du plancher de l'orbite droit et ouverture dans le sinus qui lui-même communiquait avec la bouche par une autre ouverture sur le bord alvéolaire. Le sinus de ce côté formait donc un abcès plein de pus fétide. Les membranes d'enveloppe, les lobes antérieur et moyen du cerveau présentaient des traces légères d'une récente inflammation.

L'état de l'antre d'Highmore et du plancher de l'orbite était probablement une complication ultime de la maladie primitive, et de fait il avait été impossible de deviner l'étendue des désordres dans le crâne jusqu'à une période très-avancée de la maladie.

L'épais dépôt d'os nouveau, observé sur les os de la base du crâne, montre clairement que cet épaississement inflammatoire avait mis un long temps à se produire sur ce point, mais il ne prouvait nullement que cette maladie eût pu être enrayée ou détournée par une intervention chirurgicale quelconque.

Observation IX

Traduite de Spencer Watson. — *Observation d'abcès du sinus, simulant une tumeur maligne de la mâchoire supérieure.*
Par M. Henry Smith.

Une femme d'âge moyen fut admise dans le service de M. Smith, avec une large tuméfaction de la joue droite, qui, après examen, fut déclarée par M. Fergusson et M. Smith, être probablement due au développement d'une tumeur maligne dans l'antre d'Higmore. Comme il n'y avait pas d'engorgement ganglionnaire sous la mâchoire, ce cas fut jugé propice pour une ablation du maxillaire supérieur. Heureusement cependant que pendant que la malade était à l'hôpital, elle eut un érysipèle de la face qui dura entre deux et trois semaines, et au bout de ce temps, la tumeur à la joue qui s'était considérablement accrue diminua subitement par l'ouverture d'un abcès au-dessous de la paupière supérieure. Cela renversait complètement la manière de voir sur ce sujet et alors toute idée d'ablation du maxillaire fut abandonnée. Comme cependant la tumeur à la joue, après trois semaines passées, n'avait pas entièrement disparue, M. Smith pratiqua l'opération usuelle pour évacuer les collections liquides renfermées dans le sinus, la seconde dent molaire dont les racines correspondent au plancher de la cavité fut extraite, et un large trocart triangulaire fut enfoncé à travers son alvéole : le pus ne s'écoula cependant pas, et après avoir réséqué une partie du bord alvéolaire pour rendre possible l'introduction d'un doigt dans le sinus, il trouva la cause de la maladie dans le nécrose de la paroi osseuse du sinus qui fnt consécutivement enlevée.

Ce cas est d'un grand intérêt. Il montre la difficulté de poser un diagnostic certain entre les maladies qui réclament l'ablation totale du maxillaire et celles qui sont limitées seulement à une de ces parties. C'est une leçon pour qu'en toute occasion où il existe le plus léger doute sur la nature de la maladie, une ponction exploratrice soit faite dans le sinus, au moyen d'un trocart, soit passé à travers l'alvéole de la seconde dent molaire, après son extraction, comme cela fut fait par M. Smith, soit à travers la fosse canine sous la joue.

Observation X

France médicale, 31 mai 1876. — Abcès du sinus maxillaire. Troubles oculaires et phlegmon de l'orbite. Guérison. (Par Bide, interne des hôpitaux).

Joseph S... 52 ans, écuyer, entré le 16 mars 1876 à l'hôpital Beaujon, deuxième pavillon n° 26, service de M. le professeur Lefort. Deux jours avant son entrée le malade fut pris brusquement d'une violente douleur névralgique dans la joue gauche. Cette douleur qu'il attribuait à un coup d'air, avait pour point de départ les deux premières molaires supérieures du côté gauche.

Le même jour, il éprouva des douleurs dans le fond de l'œil et remarqua que le globe oculaire devenait rouge. Le 16 mars, jour de son entrée, l'attention est tout d'abord attirée sur le globe oculaire. Les paupières entr'ouvertes sont œdémateuses, violacées et laissent voir une conjonctive légèrement injectée, mais extrêmement œdématiée. En effet tout autour de la cornée et principalement en dehors existe un bourrelet analogue à de la gelée de pomme de couleur ambrée.

La cornée n'est point dépolie, la pupille, un peu dilatée, est immobile, mais le globe de l'œil est en totalité repoussé en avant, en sorte qu'il paraît beaucoup plus volumineux que du côté opposé.

Il existe donc une exophthalmie considérable. Depuis le malade craint la lumière et porte continuellement la main devant son œil.

Il accuse également des douleurs dans le fond de l'orbite, des douleurs périorbitaires et dans la région zygomato-maxillaire.

Traitement. — On applique immédiatement cinq sangsues sur la tempe gauche.

Le 17. — Mêmes symptômes, dix sangsues le matin et six le soir, l'amélioration est peu sensible pendant deux jours, on craint la suppuration du tissu cellulaire post-oculaire, mais le mal n'empire pas.

Le 20. — On prescrit encore huit sangsues, les douleurs se calment légèrement et le 22 en se mouchant, le malade rend un peu de pus épais et fétide qu'il montre à la visite.

On pense alors à un abcès du sinus maxillaire et comme la première grosse molaire du côté gauche, point de départ des douleurs du début, est cariée, dans ces deux tiers antéro-postérieurs, on en fait l'extraction. A partir de l'extraction de cette dent, les névralgies et les symptômes inflammatoires du côté de l'orbite vont en décroissant.

L'œdème conjonctival disparaît, l'œil rentre peu à peu dans la cavité orbitaire.

Le malade continue à moucher du pus pendant quelques jours, aussi songe-t-on à lui faire la trépanation du sinus par l'alvéole de la première molaire.

Il s'y refuse, ce qui ne l'empêche pas de sortir complètement guéri, sans reste d'exophthalmie, le 6 avril.

Le malade ne mouchait plus de pus et avait conservé son acuité visuelle.

A ces observations nous pourrions encore ajouter une observation très intéressante de kyste suppuré du maxillaire supérieur, adressée à la Société de chirurgie par M. le Dr Redier, de Lille, et qui dans la séance du 8 décembre 1880 fut l'objet d'un rapport de M. Magitot, consigné dans les *Mémoires* et *Bulletins* de la Société de cette même année. Nous nous bornerons à en rappeler le texte qui résume bien cette observation, très détaillée, très complète et aussi fort longue.

Kyste périostique de la première molaire supérieure droite, développé au dépens du sinus maxillaire. Suppuration de la poche kystique. Extraction de la dent. Diminution graduelle de la suppuration de l'orifice d'évacuation. Explosion d'accidents aigus. Ostéite et nécrose du maxillaire. Ablation du séquestre représentant la plus grande partie de l'os. — Guérison.

QUESTIONS

SUR LES DIVERSES BRANCHES DES SCIENCES MÉDICALES

Anatomie et histologie normales. — Des membranes muqueuses.

Physiologie. — De l'absorption.

Physique. — Effets physiologiques des courants électriques, applications médicales.

Chimie. — Caractère distinctif des bromures, iodures et cyanures métalliques.

Histoire naturelle. — Caractères généraux des oiseaux, comment les divise-t-on.

Pathologie externe. — Des polypes naso-pharyngiens.

Pathologie interne. — De la méningite tuberculeuse.

Pathologie générale. — Des maladies virulentes.

Anatomie et histologie pathologiques. — Des perforations intestinales.

Médecine opératoire. — Du cathétérisme des voies lacrymales.

Pharmacologie. — Des cataplasmes et des sinapismes ; quelles sont les fécules et les farines le plus souvent employées à leur préparation ? Règle à suivre pour développer le principe de la moutarde noire dans les pédiluves et les sinapismes.

Thérapeutique. — De l'emploi du quinquina et de ses préparations.

Hygiène. — De la sophistication de la bière.

Médecine légale. — Qu'est-ce qu'un antidote ? A quelle époque de l'empoisonnement doit-on l'administrer.

Accouchements. — De l'accouchement par le pelvis.

Vu par le Président de la thèse,
RICHET.

Vu et permis d'imprimer
Le Vice-recteur de l'Académie de Paris.
GRÉARD.

Imp. A. DERENNE, Mayenne. — Paris, boul. Saint-Michel, 52.

www.ingramcontent.com/pod-product-compliance
Ingram Content Group UK Ltd.
Pitfield, Milton Keynes, MK11 3LW, UK
UKHW021015220726
13924UKWH00002B/996